COMMENT ON SE DÉFEND

CONTRE

LES MALADIES D'ESTOMAC

PAR LE

Dr Victor AUD'HOUI

Médecin des Hôpitaux de Paris

Prix : 1 franc

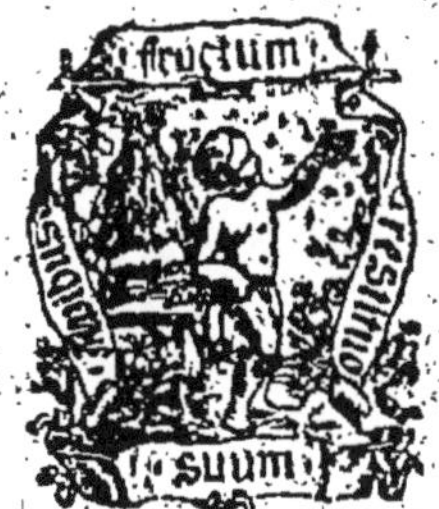

PARIS

SOCIÉTÉ D'ÉDITIONS SCIENTIFIQUES

4, RUE ANTOINE-DUBOIS, 4

ET PLACE DE L'ÉCOLE-DE-MÉDECINE

COMMENT ON SE DÉFEND

CONTRE

LES MALADIES D'ESTOMAC

COMMENT ON SE DÉFEND

CONTRE

LES MALADIES D'ESTOMAC

PAR LE

Dr Victor AUD'HOUI

Médecin des Hôpitaux de Paris

Prix : 1 franc

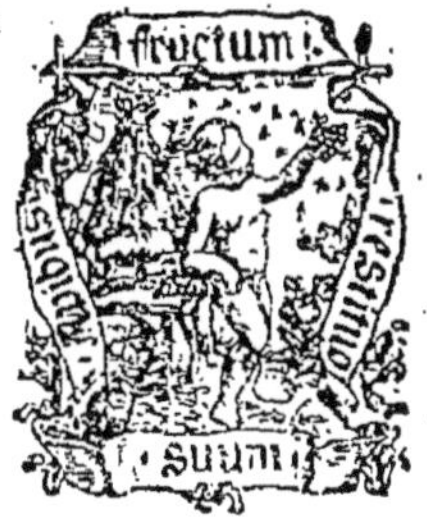

PARIS

SOCIÉTÉ D'ÉDITIONS SCIENTIFIQUES

4, RUE ANTOINE-DUBOIS, 4

ET PLACE DE L'ÉCOLE-DE-MÉDECINE

COMMENT ON SE DÉFEND

CONTRE

LES MALADIES D'ESTOMAC

La Lutte contre la Dyspepsie et la Gastralgie

INTRODUCTION

On ne visera, ici, que les maladies de l'estomac primitives, constituant une affection isolée ; et telle que le désordre gastrique cessant, le sujet se retrouve dans l'état normal. Il est trop évident, en effet, que les troubles gastriques secondaires et symptomatiques, dépendant, nécessairement d'une maladie antécédente, et liés à elle comme à leur cause immédiate ou médiate, il est trop évident, dis-je, qu'ils ne pourront-être dissipés, ou prévenus, qu'autant que la maladie qui les cause le sera. Et, dès lors, s'il fallait entreprendre de traiter dans cet ouvrage, de ces affections gastriques symptomatiques et secondaires, tant vaudrait se proposer d'indiquer, à propos d'estomac, les moyens de se défendre contre toute la pathologie.

Les maladies d'estomac primitives, dont nous

nous proposons de nous défendre, ont un symptôme commun, l'indigestion.

L'indigestion est isolée, fortuite, ou bien se renouvelant, elle forme comme une chaîne d'indigestions : et cet état morbide, plus ou moins complexe et durable, s'appelle la dyspepsie.

L'indigestion fortuite et la dyspepsie, vues sous leur forme douloureuse, en la séparant autant que possible des coliques hépatiques et intestinales, porte le nom de gastralgie.

Qui s'oppose à l'indigestion, qui en interrompt la chaîne, s'oppose à la dyspepsie, à la gastralgie, enfin aux maladies d'estomac vulgaires ou primitives.

Pour obtenir ces résultats et toucher au but, il conviendra donc de guérir l'indigestion actuelle ; et, ensuite, d'annuler ou d'éloigner ses causes habituelles.

De ces causes, les unes sont inconnues, inaccessibles, ou inattendues ; les autres sont sans cesse instantes, connues ou promptement décelées; et il nous est loisible de les éloigner, de les annuler même, avec un peu d'attention et de bonne volonté. Une surveillance attentive de ces dernières sert de fondement à l'art de se défendre contre les maladies de l'estomac.

Et cet art a l'influence la plus étendue sur le développement de la vie. En effet, l'homme qui digère mal pense de travers, devient bizarre, morose, irascible, désagréable à lui-même, odieux aux autres. Il remplit inégalement, imparfaitement son emploi. Enfin, s'affaiblissant par degrés, il est la proie facile de toute indisposition, de toute maladie; et il abrège lui-même une existence rendue précaire.

Je diviserai ce traité en deux parties. La première sera consacrée à l'histoire de l'indigestion; la seconde, à des considérations étiologiques et prophylactiques qui nous conduiront au but proposé.

PREMIÈRE PARTIE

Pathologie et Thérapeutique.

I

Caractères de l'indigestion.

Quelque temps après le repas, la région épigastrique
devient le lieu d'un certain malaise, d'une gêne qui va
croissant; et s'accompagne d'un sentiment de plénitude, de poids, de douleur même et d'anxiété. Le patient, rempli d'inquiétude, ne peut plus demeurer en
place : il se promène, s'agite et cherche de la lumière
et l'air frais.

Bientôt, apparaissent des nausées, la régurgitation
d'une humeur acide; et des éructations qui offensent
l'odorat. Bouche amère, haleine fétide, soif vive, dégoût
insurmontable : l'odeur et la vue des aliments, leur sou-
venir même, soulèvent le cœur. La langue est épaisse
et pesante, recouverte d'un enduit visqueux, adhérent,

jaunâtre. La face altérée, pâle, d'un jaune tirant sur le vert; l'œil enfoncé; les traits abattus, la tête lourde. Sensation de froid et de chaud, pouls précipité, plein, avec une certaine dureté; quelquefois ralenti, concentré, intermittent.

Après un temps variable, le malaise se déplace, la douleur épigastrique se transforme en une douleur de colique. L'abdomen se gonfle, des borborygmes se font entendre, des vents fétides s'échappent par l'anus; et leur sortie procure un soulagement passager. Enfin apparaît le ténesme qui est au rectum ce que la nausée est à l'estomac.

Pendant toute la durée de l'attaque, la respiration est courte, oppressée, avec des baillements fréquents; la lassitude grande et l'humeur chagrine. L'urine finit par devenir rare, sédimentaire et fortement odorante. La peau se couvre d'une petite sueur visqueuse, etc. et tels sont les caractères de *l'indigestion commune* et *totale*.

Les aliments peuvent être entièrement digérés, quoique avec difficulté; et, dans ce cas, les organes digestifs s'en débarassent, suivant la coutume, par absorption et déjection. Cependant, les choses ne se passent pas toujours ainsi. Les matières imparfaitement élaborées constituent des corps étrangers qui, mêlés aux produits des sécrétions viciées et de la muqueuse irritée, sont rejetés tout ensemble, et par vomissement et par déjection.

Le vomissement précoce termine, en général, l'indigestion. Le sujet éprouve, sans doute, à la suite, et des malaises, et de la courbature, et de l'inappétence: il a soif, la bouche est empâtée, etc. ; mais ces quelques désordres s'évanouissent promptement.

Lorsque les matières mal élaborées ne sont pas vomiés, elles franchissent le pylore, affectent péniblement le duodénum, l'intestin ; et les organes digestifs s'en débarrassent par déjection. Il n'est pas rare de voir survenir, à ce moment même où le rectum expulse les matières indigérées, des nausées et le rejet par vomissement d'une quantité variable de quelques gorgées d'humeur muqueuse et de bile. Alors le nettoiement est achevé; et, s'il n'y a pas de nouvelle indigestion, tout revient à l'état normal.

L'indigestion, vue dans son principe, est constituée par le défaut de rapport de l'aliment à l'aptitude de l'estomac et des intestins pour sa digestion. Telle est la cause physiologique de la maladie : cause que l'on peut considérer dans ses deux éléments occasionnels, qui sont, et les matières ingérées et le désordre actuel des organes digestifs.

Les matières ingérées, en effet, peuvent être des substances malsaines ; des aliments excellents en soi, mais inopportuns.

Les organes digestifs à leur tour, peuvent se trouver réciproquement dans leur condition naturelle, ou dans un état contre nature.

Or, ces deux éléments, en s'associant, pour engendrer l'affection causale, arrivent à se combiner de bien des manières, dans chaque cas particulier. Et, voilà pourquoi l'indigestion reconnaît tant de causes si diverses et si opposées : du moins, quant à l'apparence ;

car toutes aboutissent en réalité, au même effet, à savoir : l'abolition du rapport normal qui doit être, entre la nourriture en général, et notre aptitude à la digérer.

Mais, quelles que soient les occasions qui suscitent un mal pareil, les matières alimentaires, dans l'indigestion, représentent en partie, et souvent en totalité, des sortes de corps étrangers, irritants ; toxiques même, si l'on considère les suites de fermentations vicieuses qui surviennent nécessairement au bol alimentaire imparfaitement digéré.

La formation de produits anomaux est évidemment, ici, l'effet immédiat de l'impuissance où se trouvent les sucs digestifs à chymifier convenablement et à chylifier ce bol ; que les substances qui le composent soient, d'ailleurs, incapables par elles-mêmes, ou par quelque accident, de subir l'action de ces sucs, ou bien que ces sucs mal élaborés par des organes irrégulièrement excités, ne soient point en état de les digérer.

II

Des formes de l'indigestion.

L'indigestion peut être *partielle* ; et l'on dit qu'une telle indigestion est *stomacale*, lorsque le foyer principal des malaises et des désordres qui la constituent est épigastrique : qu'elle est *intestinale*, lorsque ce foyer est péri-ombilical et que les douleurs se propagent le long des côlons. Cette distinction, cependant, n'est peut-être pas très réelle : car, il y a lieu de croire que l'indigestion intestinale est, dans la plupart des cas, sinon dans tous, la suite d'une chymification imparfaite, même lorsque cette indigestion partielle n'a donné lieu, sensiblement, à aucun des signes qui indiquent une action défectueuse des fonctions gastriques. L'indigestion stomacale partielle n'est pas non plus très fréquente. Il me paraît même, d'après l'expérience, que toute indigestion gastrique, pour si légère soit-elle, amène toujours après elle, un certain degré de dérangement intestinal : la constipation, par exemple, insolite avec des évacuations alvines non réglées, des alternatives de diarrhée, un besoin subit d'exonération quelque temps après le repas.

L'indigestion est *diurne* ou *nocturne*. Nocturne, elle forme une variété remarquable par le trouble qu'elle introduit dans la fonction du sommeil. Le patient s'est couché et dort comme d'ordinaire. Bientôt des rêves traversent ce sommeil devenu accablant. Ils sont d'habitude tellement effrayants que le malade, hors de lui, quoique sans conscience, pousse des gémissements, des cris, parle, se démène sans pouvoir fuir, appelle au secours. Enfin, il reprend ses sens, soit de lui-même, soit qu'on l'éveille, mais imparfaitement, et se trouve dans cette impuissance de veiller et de dormir constituant ce qu'on nomme le coma vigil. Une ou deux heures avant le temps habituel du lever, il tombe dans un sommeil profond, pesant ; et s'éveille tardivement, étourdi, harassé; brisé, les sens obtus, la bouche sèche, empâtée, l'haleine fétide, la peau chaude et l'âme abattue.

L'indigestion peut se traduire d'abord par une attaque de *tympanisme gastro-intestinal*. Cette forme spasmodique de l'indigestion, qui a reçu le nom de *dyspepsie flatulente*, est constituée, dans son origine, par une atonie subite et passagère des plans musculeux de la paroi des voies digestives, à laquelle succède aussitôt un état spasmodique de l'estomac et des intestins présentant une succession irrégulière de contractions et de relâchements. Il n'y a pas, à vrai dire, ici, une hypersécrétion de gaz. Mais, dans l'état de relâchement des plans musculeux, les gaz et les vapeurs des voies digestives, n'étant plus comprimés, se dilatent en dilatant à leur tour, par leur force d'expansion, les cavités membraneuses qui les renferment et qui ont perdu momentanément leur tonicité. Et, dans le retour de la contraction plus ou moins brusque, péristaltique ou antipéristaltique, qui succède à l'atonie, ils sont chassés, par haut et par bas, avec un certain soulagement. Les éructations, survenant au début même de la digestion, sous l'influence de l'impression ressentie vicieusement par la muqueuse gastrique au contact des matières ingérées et avant qu'elles aient subi la moindre décomposition, sont généralement inodores, comme les malades se plaisent à le répéter.

L'indigestion est *bénigne* ou *grave*. Bénigne, elle est mainte fois si légère, que c'est à peine si elle trouble des occupations et le sommeil : un peu de malaise à l'épigastre et de pesanteur, un certain dégoût, quelques éructations, quelques vents fétides, du ballonnement, un peu de paresse pendant la veille, le sommeil agité, fatiguant : c'est tout. Grave, elle peut devenir dangereuse et même occasionner la mort. Les désordres que l'affection des organes digestifs provoque alors par sympathie, sont nombreux, intenses, insolites, au point d'offusquer leur véritable cause, l'indigestion. Je dis par sympathie : car je ne place pas ici les suites d'intoxications dangereuses qui résultent d'aliments avariés ou de matières faussement alimentaires, comme les champignons vénéneux, car ce sont des empoisonnements vrais et non point des indigestions.

III

Traitement de l'indigestion.

Il a pour but de favoriser le nettoiement spontané des organes digestifs, de le provoquer s'il tarde à se faire ; et, finalement, de rétablir la digestion.

L'indigestion bénigne, extrêmement légère et comme avortée, n'exige aucun soin particulier: tout au plus le grand air et quelques cuillerées de bonne eau-de-vie, de rhum, ou de toute autre liqueur. La glace aromatisée et sucrée est admirable dans ces sortes d'indispositions qui sont dues à quelque excès d'aliments. Prise à la fin d'un repas succulent et chargé de vins, elle facilite la digestion et prévient l'agitation, le coma vigil, l'insomnie même, qui suivent habituellement de tels repas.

Lorsqu'il y a lieu de penser que l'indigestion se terminera sans évacuations immédiates, le mieux est de faire coucher le patient s'il n'est pas au lit : de le réchauffer, de lui présenter, enfin, un verre d'eau fraîche légèrement sucrée et aromatisée avec de l'eau distillée de fleurs d'oranger. Il boira cette potion par petites gorgées et non tout d'un trait.

En même temps, on activera les mouvements de l'estomac et des intestins, par des frictions faites sur la paroi abdominale avec la main fortement chauffée et enduite de baume tranquille, d'huile de camomille camphrée et d'huile d'olive même. Les serviettes chaudes, appliquées sur l'épigastre, sont encore fort utiles : elles ne valent pas, cependant, un doux massage des organes digestifs.

On favorisera, à l'aide de quelques tasses d'infusions aromatiques tièdes, camomille, mélisse, thé, etc., le vomissement spontané.

Si le patient, tourmenté par les nausées et les efforts pour vomir, ne rejetait pas, il faudrait provoquer l'expulsion des matières contenues dans l'estomac, soit en portant le doigt sur la luette et les amygdales, soit en donnant un vomitif. Pour remplir cet objet, on peut se servir d'eau tiède bue à petites gorgées, ou des compositions d'ipéca. Le tartre stibié, cependant, à cause de son administration facile et de sa plus grande énergie, paraît mériter la préférence.

Les désordres intestinaux ayant paru, s'il survient des évacuations faciles et copieuses, on se contentera de lotionner la région anale avec de l'eau fraîche ; et de donner, enfin, des lavements d'eau tiède. On évitera ainsi le ténesme et les cuissons.

Mais, lorsque les coliques sont fortes, le ventre tendu et les évacuations tardives et peu abondantes, il convient d'administrer une composition purgative, solution de sulfate de magnésie ou de soude, par exemple, qu'on donnera suivant les circonstances, soit par la bouche, soit par l'anus.

Les voies digestives ayant été nettoyées à fond, il ne reste plus qu'à maintenir l'estomac au repos pendant quelque temps, à reprendre l'alimentation par degrés ; et à supprimer, s'il est possible, les causes de l'indigestion.

Dans l'*indigestion douloureuse*, *gastralgique*, avec défaillances, abattement musculaire, désordres multiples et variés, rien n'égale la puissance des liqueurs spiritueuses, employées avec modération, soit seules, soit, ce qui est préférable, associées avec une dose proportionnée d'éther sulfurique ou de quelque composition d'opium : lorsqu'il s'agit, tout ensemble, de calmer la douleur, de rétablir les forces, de restreindre, enfin, les communications organiques de l'estomac d'où procèdent les désordres sympathiques.

Le *cauchemar* accompagne fréquemment les spasmes de l'estomac et des instestins, lorsque l'indigestion est nocturne ; et cette affection pénible attaque surtout les personnes nerveuses, sédentaires, qui vivent dans l'abon-

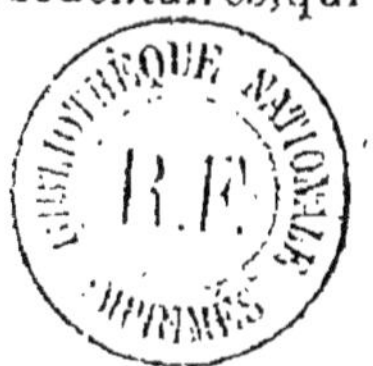

dance: rien ne contribuant davantage à la faire naître que de manger beaucoup, à une heure avancée de la nuit, et de se coucher aussitôt après. Pour le prévenir, vous pouvez conseiller les moyens suivants : faire un exercice convenable pendant la journée, fuir les méditations profondes, chasser le chagrin et tout ce qui peut affecter l'âme péniblement ; repas du soir léger et pris de bonne heure, aliments de facile digestion. Je n'approuve pas la prescription des médecins qui, pour activer la digestion, font prendre, au moment du coucher, un petit verre d'eau-de-vie. Cette pratique me paraît dangereuse et peu efficace, d'autant que le cauchemar est bien souvent un phénomène d'intoxication éthylique, même modérée. Je ne donne de l'eau-de-vie, que lorsque les personnes, dont les digestions sont laborieuses, ont pris des aliments indigestes : elle me paraît alors nécessaire, surtout si le sujet est habituellement sobre. Dans les circonstances ordinaires, je conseille l'eau distillée de menthe poivrée. Un petit verre de cette eau est souvent, en effet, aussi favorable à la digestion, anesthésie aussi bien la muqueuse, qu'une même quantité d'eau-de-vie ; et ce remède n'offre aucun danger. Il faut, d'ailleurs, réveiller les personnes écrasées sous le poids du cauchemar et leur adresser la parole.

En nettoyant les voies digestives et en rétablissant par degré les fonctions de l'estomac et des intestins, on dissipe le vice de la sensibilité de la muqueuse gastrique qui produit les attaques de tympanisme et l'*indigestion spasmodique flatulente*. Mais, on ne peut avoir recours à cette méthode, dans les attaques fortuites de cette indisposition ; et c'est justement à de tels cas que convient la composition suivante, lorsqu'il ne paraît pas utile d'y provoquer le vomissement :

Potion.

Eau commune.	100 grammes.
Eau distillée de menthe poivrée. .	30 —
Sirop de sucre.	20 —
Acide sulfurique dilué	12 gouttes.

F. S. A.

A prendre par cuillerées, soit d'heure en heure, soit à des intervalles plus rapprochés ou plus éloignés, suivant la nécessité ou le désir du malade. La dose d'acide peut varier de dix à quatorze gouttes. Au dessous de dix gouttes l'acidité est insuffisante ; au delà de quatorze l'acide sulfurique affecte un peu trop les dents. Cette potion est incolore et limpide. L'essence de menthe qu'elle contient flatte agréablement l'odorat et laisse dans la bouche, le pharinx, l'œsophage et à l'épigastre, une sensation de fraîcheur assez persistante : cette essence excite, en outre, les mouvements de l'estomac et provoque l'éructation, tout en amoindrissant la sensibilité de la muqueuse. L'acide sulfurique relève le goût de la menthe et communique à la composition une saveur plus agréable ; mais, de plus, il active et complète les phénomènes chimiques de la digestion stomacale, en supprimant les fermentations anormales.

La potion acide à la menthe dissipe assez aisément l'attaque de tympanisme qui n'est point essentiellement douloureuse, et dans laquelle le sentiment de défaillance ne forme pas un fait dominant.

IV

Idée générale du traitement des maladies de l'estomac.

L'estomac ne peut pas cesser de fonctionner ; ou, si vous aimez mieux, nous ne pouvons pas suspendre indéfiniment la digestion. Sans doute, il nous est loisible de mettre l'estomac au repos, pendant un ou plusieurs jours, en ne donnant que des boissons ; mais l'inanition toujours instante, nous force quand même à alimenter, et par conséquent à faire agir l'estomac. Donc, quelle que soit l'affection gastrique, que je considère toujours ici, comme simple et primitive, que vous ayez à soigner vous aurez constamment deux choses à considérer : 1° Le jeu de l'estomac qu'il convient d'entretenir ; 2° Ses désordres qu'il faut dissiper.

Les maladies de l'estomac troublent la digestion, la restreignent et arrivent finalement à la supprimer. C'est pourquoi vous ne devez introduire dans un estomac malade, que des aliments qu'il puisse encore élaborer ; et en quantité telle, que le tout soit entièrement et convenablement digéré, afin d'éviter des désordres intestinaux. Cette règle a pour corollaire un point de pratique d'une importance capitale : c'est qu'il faut éviter de restreindre encore la capacité digestive de l'organe, en aggravant les troubles dont il est affecté ou en les compliquant de nouveaux désordres, par l'usage intempestif d'agents médicamentaires.

J'exige donc, pour le traitement des maladies de l'estomac, une extrême simplicité de moyens pharmaceutiques; et c'est par là que ma pratique se distingue des méthodes communément usitées, où l'on ne cesse de gorger les malades de toutes sortes de remèdes. Et, cependant, l'expérience démontre que les symptômes ou les désordres qui constituent les maladies gastriques simples, disparaissent promptement d'eux-mêmes, lorsqu'on fait jouer, convenablement et tout ensemble, et l'estomac et tout l'organisme. Ainsi, ce ne sera pas assez que de maintenir et de restaurer l'activité digestive ; il faudra encore veiller à l'activité nutritive et fixer ces deux sortes d'activité, dans leurs rapports mutuels. N'oubliez pas que les maladies d'estomac ont pour conséquence nécessaire des troubles de la nutrition et l'inanition. L'assimilation se trouve, par là, compromise ; et, le malade en maigrissant s'affaiblit. Vous réglerez donc la nourriture de telle sorte qu'il y ait un rapport constant :

1° Entre la qualité des aliments, la lésion de l'estomac et le désordre des fonctions digestives ;

2° Entre leur quantité, et le degré de la faiblesse générale.

Mais, cette médication serait incomplète, si, après

avoir rectifié le régime alimentaire par rapport au tempérament et à l'état actuel du malade, nous ne cherchions pas à rétablir l'ordre qui doit exister entre les diverses excrétions et entre les fonctions excrétoires et d'absorption.

Premièrement, il importe de veiller aux excrétions. L'organisme peut résister assez longtemps au manque de nourriture : il succombe promptement à l'insuffisance des excrétions. Cette insuffisance amène une intoxication autogène à laquelle on n'est pas toujours sûr de remédier. Efforcez-vous d'en prévenir le développement ; et pour cela, déterminez avec soin, dans chaque cas particulier, l'état du système excrétoire entier et de chacune de ses parties. Non seulement maintenez chacune des excrétions principales, l'intestinale, l'urinaire et la cutanée, mais rétablissez encore, s'il est nécessaire, le rapport le plus naturel qui doit se trouver entre ces diverses excrétions. Ainsi, vous serez amené à forcer telle excrétion et à restreindre telle autre, suivant le tempérament du malade.

Dans la dyspepsie, et en général dans quelque désordre gastrique que ce soit, le malade doit aller régulièrement, chaque jour, à la garde-robe. Vous devez, s'il existe de la diarrhée, la combattre par le lait additionné d'eau de chaux, par le sous-nitrate de bismuth et quelques doses d'opium. Si la constipation domine, au contraire, vous la dissiperez par de grands lavements d'eau tiède pris chaque jour, le matin, en les rendant, au besoin, laxatifs, au moyen du miel de mercuriale, du sulfate de soude, du séné ; et, dans le même but, vous pourrez faire boire du lait tenant en dissolution une dose convenable, soit de manne, soit de mannite. Vous ne devez user des purgatifs en forme, qu'en passant et pour dégorger l'intestin ; car, une fois l'intestin vidé, c'est à vous à ne plus le laisser s'emplir.

Le malade doit bien uriner, abondamment même : c'est essentiel ! Surveillez les urines ; car un grand nombre de dyspepsies sont causées et entretenues par l'insuffisance urinaire. Le meilleur des diurétiques dans la dyspepsie est encore le lait pur, aromatisé, sucré ou non, le lait coupé avec de l'eau ordinaire, de l'eau de chaux ou avec une eau minérale gazeuze alcaline. On peut user encore, suivant la nécessité, d'hydrogala fait avec de l'eau d'orge ou de l'eau de riz.

Veillez, enfin, au bon fonctionnement de la peau ; qu'elle soit propre et souple, agréable au toucher, point sudorale. Vous pouvez la maintenir aisément en état, au moyen des grands bains d'eau tiède et des frictions. Les bains sont particulièrement applicables à la peau trop sèche et chaude ; les frictions à la peau humide et froide. La combinaison de ces deux moyens donne au corps une sorte de trempe ; et tient lieu de l'exercice rendu impossible par une faiblesse trop grande.

Et, secondement, vous devez mettre en rapport la quantité de nourriture avec le degré de l'exercice et la force des excrétions. Point de gavage surtout ! Ainsi, vous n'oublierez jamais de forcer les excrétions, de faire prendre plus d'exercice, lorsque vous augmenterez la masse et la force des aliments.

De même, réglez-vous sur l'appétit, en essayant de

l'accroître, non par des moyens artificiels, mais par des moyens naturels. Et j'observe que, parmi ces derniers, il n'y en a pas de plus puissant que d'agiter l'organisme, par un exercice modéré, dans un air libre; et que de forcer un peu le système entier des excrétions.

SECONDE PARTIE

Etiologie et Prophylaxie

I

Examen sommaire des causes occasionnelles.

Il faut toujours une cause occasionnelle à l'indigestion; et, cette occasion morbide, je l'ai dit, se trouve
dans l'alimentation même, ou dans l'état actuel des
organes digestifs. De là, deux ordres de causes qui se
rencontrent, réunies à peu près constamment; et qui
s'associent dans des proportions variées.

L'affection des organes digestifs qui les rend impropres
à digérer les aliments, même les meilleurs, en dehors
de toute maladie ou lésion, anatomiquement ou
séméiologiquement déterminée, peut être produite tout
à coup, par *cas fortuit, accidentel,* comme par une
passion soudaine, un refroidissement subit, une hémor-

rhagie abondante ; ou l'être de longue main, par des modifications introduites peu à peu dans le jeu de l'organismes. Il en est de même des aliments : mauvais par hasard, et du régime alimentaire passagèrement vicieux ; mais qui peuvent être et sont très fréquemment, en effet, assidûment altérés. Or, la prophylaxie ne s'applique guère aux effets de la rencontre exceptionnelle des causes de l'indigestion. D'ailleurs, le sujet qui en a subi fortuitement les atteintes, sait généralement à quoi s'en tenir ; et se garde bien de donner prise de de nouveau à leur action : d'autant que très souvent, il n'y a qu'à se tenir simplement au régime de vie ordinaire pour digérer, à souhait, Mais, elle devient d'un usage journalier, la prophylaxie, dans ces cas si fréquents d'indigestion légère et constante, qui dénoncent la répétition, sans cesse renouvelée, des atteintes des causes occasionnelles.

Toutefois, il est des circonstances où l'indigestion se montre avec des organes digestifs sains et les aliments les meilleurs : mais, c'est alors le régime même, ou la manière d'ingérer qui sont vicieux. Ainsi, le *régime est contre nature*, chez ces nourrissons auxquels on impose des substances alimentaires, d'ailleurs excellentes, mais que leur âge ne comporte pas. Il se produit, alors, des indigestions répétées; ensuite une gastro-entérite, qui ne cèdent qu'en ramenant le régime à ce qu'il doit être : à l'allaitement, ou, du moins, à la diète lactée. La mastication insuffisante, par l'ingestion irrégulière qui en est la suite, produit des résultats analogues : de bons aliments mal machés, fatiguent l'estomac à la façon de corps étrangers et provoquent l'indigestion. Je me propose, tout à l'heure, d'y revenir.

La *surcharge d'un estomac sain* d'ailleurs, par des aliments excellents mais trop copieux, forme une troisième circonstance à joindre aux deux précédentes. Cette surcharge est la cause habituelle de l'indigestion, soit qu'elle affecte l'estomac de loin en loin et comme en passant, soit qu'elle résulte de repas habituellement trop copieux, de repas moins copieux mais multipliés, ou de l'habitude prise de manger entre les repas et de boire sans nécessité. L'effet habituel de cet état de l'estomac, maintenu sans cesse en action et surchargé, est le manque d'appétit. Et de cette anorexie devenue constante, imposant enfin l'abstinence, dériverait nécessairement la guérison, si les conditions d'existence, en ramenant périodiquement une faim factice, n'arrivaient pas à diminuer cette aversion et à offusquer même le sentiment de plénitude ; et s'il ne survenait pas une sorte d'hyperesthésie gastrique et comme un besoin de maintenir l'estomac distendu, que l'ingestion seule de nouveaux aliments peut calmer en venant peser de tout leurs poids sur la région épigastrique.

La surcharge de l'estomac tiraille l'organe, affaiblit la sensibilité de la muqueuse, dont les sécrétions deviennent lentes et imparfaites, abolit ses forces toniques et ralentit les mouvements au moyen desquels le bol alimentaire, bien soutenu, brassé en tous sens, est jeté à propos dans le duodénum. Inutile d'étaler ici et les conséquences d'un pareil épuisement et les règles prophylactiques qui découlent de la connaissance de la cause occasionnelle et de son mode d'action. Un peu de bonne volonté de la part du malade semble devoir suffire au rétablissement de la fonction gastrique; mais, trop souvent, cette volonté se heurte à des convenances sociales et à des habitudes invétérées. Cependant, vous ordonnerez d'abord la suppression de toute ingestion inutile, du manger et du boire entre les repas. Ensuite, vous réglerez le nombre des repas, leur durée; vous marquerez le temps de leur retour. Et, quant à la masse des aliments, vous ne pourrez donner évidemment que des indications générales, que conseiller de ne point trop manger, de ne point trop boire. Chacun doit savoir, en effet, se tenir à table, surtout lorsqu'il est averti. Arrivez, enfin, à faire cesser l'encombrement de l'estomac, à donner à l'organe le repos nécessaire après chaque digestion; et l'amélioration rapide vous indiquera, par son degré même, et mieux que toute règle, la juste mesure de l'intervention médicale dans la détermination du volume et du poids des aliments.

Passons à l'affection même de l'estomac qui représente une des causes occasionnelles de l'indigestion; et qui, dans son état simple, le seul que je considère ici, n'est pas autre chose qu'un certain *affaiblissement avec perversion fonctionnelle* de l'organe, incapable de sentir régulièrement, à un degré suffisant, l'impression du bol alimentaire, que nous supposons formé par un mélange proportionné de substances saines et bien préparées. Cet affaiblissement, sans doute, peut être constitutionnel: et l'on doit toujours s'assurer si l'estomac n'est pas la partie faible, dans la famille du sujet que vous observez ; mais il est le plus souvent acquis.

La *faiblesse gastrique acquise* est limitée aux organes digestifs, comme il arrive dans la surcharge de l'estomac, ou, plus généralement, elle n'est qu'une des manifestations de la faiblesse générale qui résulte, soit de la paresse, soit d'un exercice, de tout le corps, ou de quelque organe, comme le cerveau par exemple, poussé au delà de ce qui convient. La faiblesse gastrique consécutive de l'épuisement musculaire par fatigue et surmènement, celle qui survient à des travaux intellectuels outrés, sont parfaitement connues, ainsi que les désordres digestifs qui en sont la conséquence ; et, de même, la prophylaxie de l'indigestion liée à ces causes. Les affections morales pénibles agissent semblablement, en épuisant les forces gastriques, en même temps que toute énergie ; et je soumets à cette théorie de l'épuisement avec perversion nerveuse, bien des indigestions de la grossesse, où le développement du fœtus achève d'épuiser un sol maternel appauvri et qui, pour une cause quelconque, ne peut pas s'amender parallèlement.

Enfin, j'arrive à ces causes occasionnelles que représente un *bol alimentaire mal composé*, ou formé de matières alibiles malsaines, mal préparées, associées à de mauvaises boissons, ou à des boissons alcooliques de bonne nature, mais prises sans ménagement, inconsidérément, soit en mangeant, soit avant ou après les repas, etc.. Je mets de côté, cela va de soi, toutes ces substances ingérées volontairement ou par accident, qui ne sont point des aliments, des condiments ou des boissons ordinaires ; et qui, bien qu'affectant l'estomac, et pouvant même causer l'indigestion, forment un ordre distinct de causes accidentelles : ainsi les matières toxiques proprement dites, le tartre stibié, par exemple. Cet agent donné au moment même où l'estomac, plein d'aliments, fonctionne, en suspend l'action, provoque le rejet du contenu ventriculaire par vomissement et déjection : c'est là, sans doute, une indigestion au sens vrai du mot ; mais on comprend qu'il ne s'agisse point ici de telles indigestions.

Cependant, il est bon de rattacher. à l'indigestion par mauvaise composition du bol alimentaire, les effets de certains empoisonnements devenus des parties intégrantes du régime de vie ordinaire, tel l'usage du tabac à cause de la nicotine mêlée à la salive et ingérée, habituellement, à la suite des repas ; car son action toxique, comme celle de l'alcool, se mêle tellement aux phénomènes divers de la digestion et de l'indigestion, qu'il devient assez inutile de les séparer. Toutefois, au point de vue prophylactique, il importe d'observer que, dans bien des cas, si le bol alimentaire a cessé d'être propre à la chylification, c'est bien à l'introduction peu mesurée dans ce bol des deux grands poisons populaires, le principe actif du tabac et l'esprit-de-vin.

On a toujours considéré les aliments malsains comme des poisons. Le principe toxique s'y développe dans le cours des décompositions et fermentations cadavériques que certains d'entre eux subissent ; ou bien il y est introduit artificiellement dans la suite des manipulations qu'on leur fait éprouver pour les conserver et pour arrêter leur putréfaction commençante : c'est la sophistication des matières alimentaires et des boissons, dont les effets sur l'estomac finissent par se confondre avec l'action des poisons proprement dits. De même, les préparations culinaires faites dans des ustensiles mal propres, dans des vases de cuivre salis par le vert-de-gris, etc. Et, toute la prophylaxie des indigestions qui se rapportent à ces causes occasionnelles diverses consiste à ne manger jamais que des aliments de premier choix, à ne boire à propos et avec mesures que des liquides naturels, à soigner sa cuisine, à restreindre enfin dans de sages limites l'emploi usuel du tabac.

II

De la mastication imparfaite.

Elle introduit dans la cavité gastrique, des fragments de pain, de viande, de légumes, de fruits, que le suc digestif pénètre avec une difficulté extrême ; et que les mouvements de l'estomac ne parviennent pas toujours à dissocier. Ces fragments alimentaire, incomplètement chymifiés, forment donc de véritables corps étrangers qui irritent la muqueuse de l'estomac et successivement les muqueuses du duodénum, des instestins grêles et gros ; provoquant enfin, une suite d'indigestions non interrompue qui ne peut cesser que par une mastication plus parfaite, ou par l'ingestion de matières alimentaires liquides, molles ou réduites préalablement en pulpe, en bouillie, en purée.

Lorsque la mastication ést insuffisante par inattention ou par trop de hâte, ainsi qu'il arrive souvent aux gens affairés et à ceux qui ont la mauvaise habitude de parler sans cesse, de gesticuler, de lire en mangeant, il n'y a qu'a les engager à concentrer leur attention sur ce qu'ils mangent, sur ce qu'ils mâchent.

La dyspepsie des personnes qui ont de mauvaises dents guérit par la restauration de la denture; et, s'il s'agit de déviations des arcades dentaires, par l'application des procédés mécaniques appropriés.

Souvent, toutes les causes de mastication imparfaite se réunissent chez le même sujet; et se joignent à des occasions directes d'indigestion, telles que le genre de vie mal ordonné, l'alimentation vicieuse, la position courbée du corps pendant de longues heures, la privation totale d'exercice musculaire au grand air, etc. Il est d'autant plus mal aisé de venir à bout des indigestions survenant dans ces circonstances, qu'il est à peu près impossible d'en enlever toutes les causes, et que, souvent, le lait lui-même n'étant pas bien toléré, les aliments imparfaitement mâchés traversent la cavité de l'estomac et des intestins sans y subir la moindre modification utile, et sont rejetés à peu près intacts. Cet état s'appelle la *lienterie*.

L'usage longtemps continué, de la viande crue râpée, hâchée ou réduite en purée, donnée pour toute nourriture, serait singulièrement efficace, dit-on, contre ce désordre des organes disgestifs dû, avant tout, à une mauvaise mastication. Mais j'observe que le lait, les œufs bien frais à la coque, mangés seul ou avec un peu de mie de pain, que les œufs sur le plat peu cuits, l'omelette à point, l'eau albumineuse, les potages gras au pain, aux pâtes alimentaires, à la purée de viande grillée, les crèmes de riz et de gruau, les gelées animales et végétales, les compotes, les purées de volaille rôtie, de poisson, et autres compositions culinaires du même genre, qui n'ont pour ainsi dire pas besoin de subir la mastication, valent bien les hachis et purées quelque peu barbares faits avec de la viande crue.

La purée de viande ordinaire se tire habituellement du filet de bœuf. On doit la préparer de la manière suivante :

Prenez du filet de bœuf, ce que vous voudrez. Enlevez toutes les parties fibreuses ; et battez la chair avec le plat du hachoir. Exposez sur le gril, à l'action d'un feu ardent : tournez, retournez, salez. Déposez sur une assiette ; découpez et faites couler le jus en l'exprimant au moyen d'une cuillère ou d'un pilon. Mettez la viande séparée du jus sur le hachoir ; réduisez en pulpe grossière. Mettez cette pulpe dans le mortier de marbre et pilez-là fortement jusqu'à ce qu'elle soit réduite en pâte fine. Mouillez avec le jus retiré de la grillade et passez à l'étamine. L'expérience a démontré que la purée préparée sans extraction préalable du jus, n'était pas plus succulente que la purée obtenue après cette extraction et non mouillée. La raison en est que le jus de la grillade se perd, dans la suite des manipulations, sur le hâchoir et dans le mortier. Il vaut donc mieux l'extraire d'abord ; et l'ajouter au dernier moment. La purée devient par cette addition, plus succulente, plus odorante, plus sapide. Mettez-là dans un vase de verre bouché avec soin et tenu dans un endroit frais. Cette préparation est fort longue ; mais elle donne un produit excellent.

On peut se servir, sans doute, de la chair grillée réduite en pulpe grossière par la contusion, ou râpée, chez les gens qui ne peuvent pas bien mâcher : toutefois cette préparation, à coup sûr plus rapide, est loin de valoir la vraie purée.

La purée de viande représente tous les éléments de la chair, sauf les parties les plus résistantes des tissus fibreux et élastiques, des vaisseaux et des nerfs. Dans cette préparation culinaire, le myolemme est tellement brisé que la musculine y est, pour ainsi dire, entièrement à découvert. Ceux qui sont mis à son usage, ne doivent pas être absolument privés de toute autre nourriture. On pourra leur permettre les bouillons et les potages légers ; et il sera souvent utile de délayer la purée dans ces bouillons et dans ces potages. Opérez le mélange à la température chaude, ou bien mêlez à froid ; et élevez la température jusqu'au point où l'on a coutume de prendre les potages et les bouillons. Si la chaleur était élevée davantage, au degré de l'ébullition, par exemple, alors la fibrine se coagulerait, se prendrait en grumeaux et communiquerait à la préparation un aspect et une saveur désagréables. Le potage gras composé de tapioca et de purée de viande est au goût de tout le monde, Donnez, en même temps, du vin s'il y a lieu, plus ou moins étendu d'eau ; mais ne gorgez point d'eau-de-vie. Surtout n'abusez pas de cette purée. Sachez qu'il est ridicule de l'administrer aux sujets qui peuvent mâcher ; et qui digèrent la viande grillée et rôtie, mangée à l'ordinaire.

III

De la constipation et de ses effets.

Dans le jeu régulier des organes digestifs, les matières alimentaires excitent, par leur contact, la sensibilité de ces organes. La muqueuse s'anime, les glandes sécrètent, les plans musculeux se contractent et l'absorption des parties digérées s'effectue. Après avoir franchi la valvule iléo-cæcale, les résidus de la digestion, soumis à l'action absorbante du gros intestin, s'épaississent et prennent graduellement la consistance d'une pâte ferme. Les matières fécales glissent sur la muqueuse lubrifiée ; elles viennent s'accumuler dans l'S iliaque et le rectum et pèsent sur le sphincter anal : alors apparaît le besoin d'exonération. La défécation s'effectue par un effort modéré qui chasse les matières contenues dans le rectum à travers l'orifice anal légèrement dilaté. Le besoin d'exonération satisfait et la vessie vidée, l'homme se sent dégagé et dispos.

Le jeu des organes digestifs qui produit la déjection

varie dans chaque personne, à l'état normal ; et cette variation a fait distinguer deux situations, suivant que les résidus de la digestion sont rejetés plus fréquemment et sous une forme plus molle ; ou moins fréquemment, avec plus d'efforts, et sous une forme plus dure que dans l'état considéré comme régulier. Dans le premier cas, on dit que le ventre est relâché ; dans le second, qu'il est resserré. Lorque le ventre est resserré, le nettoiement naturel des voies digestives s'exécute avec plus ou moins de difficulté.

La constipation se rattache à deux circonstances étiologiques : elle est liée à la constitution du sujet. C'est la constipation habituelle que, dans la langue vulgaire, on nomme simplement la constipation ; ou bien à des circonstances passagères, fortuites, ou bien elle est l'effet d'un état morbide : c'est la constipation accidentelle ou symptomatique. Et parmi les causes accidentelles les plus fréquentes de la constipation, il convient de ranger :

1º L'abus des aliments dits échauffants qui, fluxionnant et desséchant la muqueuse, lui enlèvent toute souplesse, et en affaiblissent ou abolissent même la sensibilité ;

2º Les agents médicamenteux, stimulants, astringents, qui agissent d'une façon analogue ; et les compositions d'opium, ou ses alcaloïdes, qui affaiblissent directement la sensibilité et restreignent les sympathies ;

3º Certains poisons, les composés saturnins, par exemple ; car, il me semble que la constipation douloureuse de l'intoxication par le plomb est la suite d'une espèce d'anesthésie associée avec une affection névralgique plus ou moins violente.

J'observe, enfin, que tous les désordres nerveux qui amoindrissent la sensibilité, que toutes les lésions cérébrales qui diminuent ou abolissent la faculté de sentir, amènent la constipation.

La constipation accidentelle et passagère exige, simplement, l'éloignement des causes occasionnelles qui l'ont produite et qui l'entretiennent ; et le retour à un genre de vie régulier. La constipation symptomatique ne disparaît, que lorsque l'état morbide dont elle procède a cessé. Le traitement de la *constipation habituelle ou constitutionnelle* a pour objet de débarrasser les voies digestives des matières fécales qui les souillent et les obstruent, et de prévenir la rétention de ces matières par des aliments appropriés.

Nous débarrassons les voies digestives, nous les nettoyons par divers moyens ; et d'abord par l'emploi des remèdes laxatifs et purgatifs, pris par la bouche ou injectés par l'anus. Ces agents médicateurs excitent les sécrétions et les mouvements de l'intestin ; et, par cette double action, ils débarrassent et nettoient les premières voies. Ensuite, viennent les lavements simples qui dilatent l'ampoule rectale, isolent, fragmentent le bol fécal ; et qui, provoquant un effort d'expulsion irrésistible, font rejeter, pêle-mêle, les matières excrémentitielles et l'eau injectée.

Nous prévenons la constipation, en introduisant dans le régime alimentaire les fruits laxatifs comme les raisins et le melon, les légumes qui humectent et relâchent ainsi que tous les fruits succulents, le miel, le lait, le beurre, et les corps gras chez certaines personnes seulement, les bouillons aux herbes, le petit-lait, le pain de seigle, de son, etc.

Abstraction faite de ses propriétés nutritives, le son mérite, peut-être, une place à part, entre les corps employés comme laxatifs. Il contient, en effet, avec un principe aromatique spécial et de la diastase, un ferment acide assez énergique. Par ces caractères, le son se rattacherait nécessairement à la classe des matières stomachiques qui aident à la fermentation digestive ; si la cuisson, toutefois, ne lui fait pas perdre, ce que j'ignore, et son arome et son ferment. Le pain de son, très usité en Angleterre, se prépare, d'après Payen, avec de la farine de blé contenant de cinq à dix centièmes de son. Sa croûte est foncée et la couleur de sa mie est bise. « Les personnes, dit-il, qui font usage de ce pain, n'en mangent qu'une fois ou deux par semaine. Elles lui attribuent une qualité rafraîchissante qui paraît réelle : due probablement, soit à la partie indigeste du son, qui agirait mécaniquement et peut-être à la manière de certaines graines que l'on prend dans le même but ; soit au principe immédiat, ou céréaline, analogue à la diastase qui fluidifie une portion de la substance amylacée. »

Nous rétablissons l'habitude d'une exonération périodique quotidienne, en engageant les sujets, d'après le conseil de Locke, le philosophe, à se présenter très régulièrement, chaque jour, à la même heure, à la garde-robe, et à considérer la déjection comme une véritable occupation. Ce conseil s'adresse surtout à ces personnes qui sont assez paresseuses, pour ne pas même vider leur rectum, lorsque le besoin s'en fait sentir. Il me semble que l'homme, soigneux de sa personne, doit faire tous les jours, avec l'attention nécessaire et plus particulièrement le matin, en se levant, non seulement la toilette de la peau et de la bouche, mais aussi la toilette de ses intestins.

La *constipation opiniâtre* accumule les matières fécales, d'une façon en quelque sorte permanente, dans le rectum, l'S iliaque et le côlon descendant. Cette accumulation d'excréments, formant des masses plus ou moins volumineuses, que l'on sent par la palpation, sous la paroi de l'abdomen, ou par le toucher vaginal, déforme l'organe, irrite la muqueuse, comprime les vaisseaux hémorroïdaux, trouble les mouvements et les fonctions des organes digestifs, oblitère le conduit intestinal à la façon d'une ligature jetée à l'extrémité d'un canal excréteur, affecte, enfin, par sympathie, le système nerveux tout entier.

L'homme constipé vaque à ses affaires et s'occupe avec autant d'assiduité que l'homme dont les déjections sont aisées; mais, il est toujours en souci, préoccupé, malheureux; et le malaise perpétuel qu'il éprouve, s'accroît à proportion de la masse des matières accumulées dans l'intestin.

Chez les personnes nerveuses, la constipation entretient et aggrave l'état vaporeux, la morosophie; elle provoque même des attaques de maux de nerfs. Les deux principaux repas se faisant, pour l'ordinaire, à onze heures du matin et à sept heures du soir, les résidus de la digestion s'amassent vers la fin de la nuit dans les dernières portions du gros intestin. A peine levé, le sujet éprouve le besoin d'aller. Il fait des efforts sans résultat ; et, c'est justement alors qu'apparaissent les désordres vaporeux et morosophiques occasionnés par l'accumulation des matières fécales. Ces désordres vont en croissant, jusqu'à ce qu'enfin, dans un effort extraordinaire et douloureux, le contenu du rectum soit évacué naturellement, ou bien artificiellement et avec moins de douleur.

Mais, la constipation opiniâtre, trouble encore l'organisme d'une autre façon. Elle porte atteinte à l'activité nutritive, par l'encombrement des voies digestives, qui ralentit et restreint l'absorption en troublant la digestion ; et par l'amoindrissement et, pour ainsi dire, la suppression de l'excrétion intestinale : ce qui introduit un défaut de proportion dans le jeu des organes excrétoires.

De tels désordres, ne cèdent, évidemment, que lorsque la cause qui les produit et les entretient a disparu. Mais, pour détruire cette cause, qui consiste dans une paresse singulière du gros intestin, jointe au défaut des sécrétions, nos remèdes ordinaires ne suffisent plus ; et l'on ne peut vaincre ces constipations opiniâtres et graves qu'au moyen de l'excitation soutenue que provoquent, dans les organes digestifs, la douche rectale et l'usage habituel, pour ainsi dire journalier, des eaux purgatives naturelles et des laxatifs cités ci-dessus.

Je vais donner une idée du mode d'action de la douche rectale ou ascendante, qu'on applique souvent, avec grand succès, à la constipation opiniâtre. Cette douche, reçue sous une faible pression, comme de 2 à 3 mètres au plus, pénètre dans le rectum et y excite des mouvements qui, soutenus par l'arrivée constante de l'eau, se propagent à l'S iliaque et aux côlons. Les mouvements antipéristaltiques poussent l'eau, avec des retours de contractions plus fortes et souvent plus douloureuses, jusqu'à la valvule iléo-cœcale. En même temps, surviennent un besoin irré-sistible d'aller, et des efforts d'expulsion qui chassent, pêle-mêle, des matières plus ou moins dures et l'eau injectée. Ces deux sortes de mouvements sont d'autant plus énergiques, que l'eau qu'on y emploie est chargée davantage de principes médicinaux et de gaz acide carbonique. La répétition quotidienne de la douche ascendante, appliquée avec prudence, rétablit la sensibilité de la muqueuse intestinale et rectale ; et, avec elle, l'habitude d'une exonération périodique se renouvelant régulièrement chaque jour.

La *dyspepsie stercorale* est le trouble vrai des fonctions digestives lié à l'accumulation habituelle des matières fécales. Un caractère remarquable de cette dyspepsie, est le météorisme, les borborygmes ; et le besoin fréquent d'exonération qui survient immédiatement après chaque repas. L'abdomen, déjà plein, se trouve rempli outre mesure, en quelques instants, par l'ingestion des matières alimentaires ; et le sujet fait effort pour se débarrasser d'un poids qui l'obsède. Effort impuissant ! qui ne peut que jeter le trouble dans les mouvements de l'estomac ; et qui, agissant sur le système entier des vaisseaux, peut même devenir funeste. Dans de tels cas, craignez, en effet, chez les sujets prédisposés, l'attaque d'apoplexie.

Les agents purgatifs que j'ai mentionnés, étant pris assidûment d'une certaine manière, sont de bons remèdes de cette espèce de dyspepsie. Sous leur influence, et le régime d'ailleurs n'étant point contraire, l'intestin se dégage, reprend son activité ; et l'on voit disparaître rapidement les troubles de la digestion. A cause de l'excitabilité anormale de l'estomac, que présentent la plupart des sujets affectés de dyspepsie stercorale, on commencera la cure par l'administration de doses faibles de ces purgatifs ; et l'on accroîtra cette dose progressivement jusqu'à ce que l'action laxative soit bien établie. D'ailleurs, on peut aller plus hardiment, quand l'estomac n'est pas trop profondément affecté. Mais, le vrai moyen d'obtenir une guérison prompte et sûre est de ne jamais laisser les sujets se mettre à table qu'ils n'aient, au préalable, vidé complètement le gros intestin.

La dyspepsie stercorale a nécessairement l'influence la plus étendue sur les fonctions nutritives. Cette influence n'est, d'ailleurs, qu'un cas particulier des troubles de l'activité altérante qui sont sous la dépendance des digestions imparfaites. Et, si les digestions imparfaites qui causent, entretiennent et aggravent les trou-

bles de la nutrition, rentrent dans le genre de la dyspepsie stercorale, nul doute que la guérison de cette
affection ne rétablisse le jeu de l'activité altérante ; et,
par une suite nécessaire, la nutrition.

IV

Du rôle de l'alcoolisme dans la dyspepsie.

Il ne s'agitpas, bien entendu, de *l'alcoolisme décidé,
universel* ; mais des formes légères de cette intoxication dont les effets sont sensiblement limités aux organes
digestifs. Je laisse de côté, même, l'indigestion avec
ivresse, soit habituelle et crapuleuse, soit celle qui survient si aisément aux jeunes gens qui entrent dans la
vie et qui n'ont point encore appris, par expérience,
qu'il ne faut boire, en quelque sorte que de l'eau, dans
les festins, si l'on veut se lever de table, la tête légère
et la langue libre.

Ne rattachez pas les désordres encéphaliques parais-
sant après le repas, la congestion cérébrale par exemple,
l'assoupissement et le sommeil, à la lésion de l'estomac
et à son action sympathique, car ce sont phénomènes
directement alcooliques, ainsi que le cauchemar et la
plupart des rêves pénibles de l'indigestion nocturne qui
résultent de l'agression directe de l'esprit-de-vin sur
les éléments anatomiques nerveux.

Beaucoup de désordres généraux ou éloignés, vascu-

laires, sensoriels, dyspnéiques, vertigineux, la fièvre,
doivent, de même, être rapportés, non à l'influence
irradiante de l'estomac malade, mais à leur vrai cause
occasionnelle, l'effet direct de l'alcool ; et je crois pouvoir affirmer, d'après l'observation, que la majeure partie de l'histoire classique de la dyspepsie appartient à
l'alcoolisme universel.

Lorsque vous rechercherez le rôle de l'alcool dans
l'indigestion et la dyspepsie, ne vous attendez pas à ren-
contrer l'ivresse, très légère même et fugace. Cet état
n'est pas commun dans la vie courante, et chez des
gens occupés. Fixez-vous, pour décider, sur deux phénomènes à peu près constants, la pyrosis, avec ou sans
vomissement d'humeur aqueuse, le matin, et les urines
chargées d'urates, ou matière rouge. Si ces deux phénomènes, coïncident avec l'insomnie et des rêves plus
ou moins pénibles, vous êtes assurés du fait.

La *pyrosis* (aigreurs et acidités, pituite matutinale,
dyspepsie acide avec perte d'appétit), est extrêmement
fréquente. L'homme et même la femme et l'enfant, ces
derniers, grâce aux compositions pharmaceutiques alcooliques aux vins prétendus toniques, apéritifs, etc,
y sont également exposés. Pour l'homme, il y a des
temps, dans la vie, où l'estomac ne peut plus tolérer
des liqueurs, du vin, quelque boisson fermentée que ce
soit. Un petit verre de vin, bu pur, suffit à rendre malade cet organe. Voici, en exemple, une des circonstances où le vin n'est plus supporté : elle est, sans
doute des plus fréquentes. Mais, d'abord, il importe
de savoir que l'homme jeune, qui travaille avec toutes

les parties de son corps, qui déploie et dépense activement une grande force musculaire, peut boire impunément et sans souffrir d'assez fortes doses de vin, de liqueurs : son estomac laisse passer aisément le vin pur. Ainsi, chez les commerçants qui courent de tous côtés, pendant la première période de leur activité professionnelle, les fonctions gastriques se font à merveille. Ils ignorent la dyspepsie acide. La seconde période survient, où leur position est assurée. Ils s'assoient alors, et ne sortent plus de chez eux que rarement. Or, en vertu de l'habitude, espèce de vitesse acquise, ils ne changent rien à l'ancienne manière de vivre, sous le rapport de la table, ils boivent ferme, comme autrefois ; et la pyrosis apparaît. Voici ses caractères :

Régurgitation. Le liquide arrive jusqu'au pharynx et est avalé : quelque fois à la bouche et est rejeté. Sa quantité est fort variable, accrue toujours par la salive sécrétée abondamment. Sensation chaude, brûlante, qui partant de l'estomac se propage le long de l'œsophage et se transforme en saveur acide. Il reste, à la suite, une impression de brûlure, comme si quelque fer chaud avait touché les parties. Gastralgie ; et, en même temps, nausées, rejet de pituite salée, amère, jaune ou incolore, flatuosités et éructations, pesanteur épigastrique, dégoût, soif, etc., enfin tous les phénomènes d'indigestions successives enchaînées.

Les choses en étant à ce point, supprimez le vin, toute boisson fermentée, les liqueurs, toute composition vineuse, alcoolique hygiénique prétendue et pharmaceutique, buvez de l'eau ordinaire, de quelque eau naturelle gazeuse, sodique ou calcaire; et vous verrez cesser promptement les désordres divers caratérisques de la dyspepsie acide. On peut aussi, extrayant des eaux minérales, soit le carbonate de chaux ou de magnésie, soit le bicarbonate de soude, employant même la craie, donner ces matières en nature, pour saturer l'acide, au moment même où éclate la gastralgie, ou se fait sentir la brûlure. La poudre de rhubarbe mêlée à la poudre de craie ou de magnésie blanche, à parties égales, forme un remède resté populaire contre les aigreurs. On le prend à des doses variées, par demi-gramme ou gramme, en cachets, immédiatement à la suite des repas, ou plus ou moins longtemps après : en se basant sur le temps même de l'attaque. Je passe à la dyspepsie qualifiée de goutteuse, dans le langage courant.

Il me paraît qu'on donne communément le nom de *dyspepsie goutteuse* à la dyspepsie acide, lorsqu'il y survient, avec une urination rare, peu abondante et chaude, des urines foncées, colorées, abandonnant un dépôt rouge d'acide urique. Si la gravelle apparaît et si, en même temps, le sujet éprouve des douleurs musculo-fibreuses erratiques, de la migraine et des névralgies, la goutte n'est plus douteuse ; et l'on attend avec anxiété la douleur du gros orteil : circonstance solennelle qui, en France, est à peu près inconnue. Cependant, après un examen attentif des causes de cette dyspepsie, dont j'ai observé un très grand nombre de faits, je suis obligé de déclarer que les cas types, parmi ceux qui m'ont été soumis, ne sont rien autre chose que des désordres alcooliques des organes de la digestion (estomac, duodénum et foie). La dyspepsie goutteuse vulgaire est donc, à mon sens, une affection complexe constituée par la complication de trois états morbides distincts : la formation en excès de l'acide urique, le rhumatisme, enfin l'empoisonnement par l'alcool.

La bonne chère, l'alimentation fortement animalisée, le vin bu pur et les liqueurs, le manque d'exercice, sont des facteurs puissants de la production en excès, relative ou absolue, de l'acide urique, chez les sujets prédisposés ; et quelque opinion accessoire qu'on se fasse, d'ailleurs, de la nature de la dyspepsie avec dépôts uratiques urinaires : on ne saurait disconvenir qu'il ne faille supprimer ou, du moins, restreindre l'absorption des alcooliques et mettre les sujets à l'eau et au régime végétal, d'autant que nous connaissons, par expérience, ce qui arrive à pas mal d'hommes qui ne peuvent faire le moindre repas fumeux, sans éprouver des désordres gastriques, de l'agitation nocturne fébrile, avec décharge abondante d'acide urique.

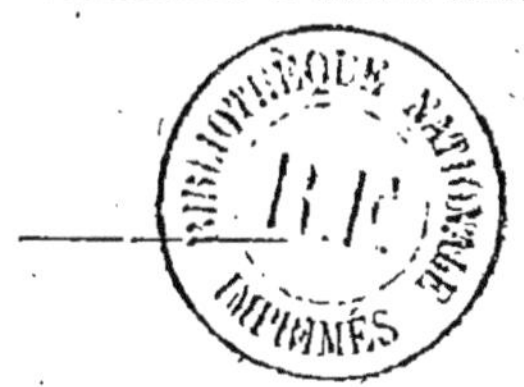

TABLE DES MATIÈRES

Introduction 5

PREMIÈRE PARTIE

Pathologie et thérapeutique.

I. *Caractères de l'indigestion.* 9

II. *Des formes de l'indigestion.* 12
    Indigestion stomacale 12
    Indigestion intestinale 12
    Indigestion diurne et nocturne. 13
    Tympanisme. 14
    Indigestion bénigne, grave. 14

III. *Traitement de l'indigestion.* 15
    Indigestion douloureuse, gastralgique. 17
    Cauchemar 17
    Indigestion spasmodique et flatulente. . 18

IV. *Idée générale du traitement des maladies de l'estomac.* 20

SECONDE PARTIE

Étiologie et prophylaxie.

I. *Examen sommaire des causes occasionnelles.* 25
    Cas fortuits, accidentels 25
    Régime contre nature 26
    Surcharge de l'estomac 27
    Affaiblissement avec perversion fonction-
        nelle, faiblesse gastrique acquise . . 28
    Alimentation malsaine 29

II. *De la mastication imparfaite* 31
    Lienterie 32

III. *De la constipation et de ses effets* 35
    Constipation habituelle ou constitution-
        nelle 37
    Constipation opiniâtre 39
    Dyspepsie stercorale 41

IV. *Du rôle de l'alcoolisme dans la dyspepsie.* 43
    Pyrosis, dyspepsie acide 44
    Dyspepsie goutteuse 46

COMMENT ON SE DÉFEND

CONTRE LES

MALADIES DU REIN

LA LUTTE

Contre le Sucre et l'Albumine

PAR

Le Dr Henry LABONNE

LICENCIÉ ÈS-SCIENCES
OFFICIER DE L'INSTRUCTION PUBLIQUE

Une brochure in-8 de 40 pages avec figures dans le texte

Prix : UN Franc

Voulez-vous apprendre à éviter les maux
de reins ? à soigner les néphrites, à guérir
du diabète, de l'albuminurie, du rein mobile ?
lisez ce nouveau travail de la collection si pratique des « *Comment on se défend* ». Nous
aimons surtout la forme employée par l'au-
teur : ce qu'il faut faire, ce qu'il faut pas faire ;
nous le félicitons aussi de ne préconiser que
des moyens à la portée de tous et d'avoir dé-
barrassé la description des maladies de termes
ou de mots incompréhensibles au public non
médical.

GUÉRISON DES MAUX D'ESTOMAC

PAR LES

GRAINS ANTIBILIEUX DE MELVILLE

REMÈDE ANGLAIS CLASSIQUE
Contre la Constipation

Prix de la Boîte de 40 Grains : 2 fr.

Les Pillules Melville guérissent les maux d'estomac en favorisant l'excrétion de la bile et en augmentant sa sécrétion ; elles ne purgent pas à proprement parler, mais *elles sollicitent chaque jour* l'action des intestins et cela sans action forte de congestion, sans provocation d'aucune colique.

Les *Antibilious Pills Melville* ne débilitent pas parce que la formule anglaise a associé avec raison, le laxatif au tonique et au stimulant. Elles conviennent à la dose de deux à six par jour à tous les tempéraments, parce qu'elles sont les plus douces, les plus promptes et les moins échauffantes de tous les médicaments employés comme laxatifs ; elles chassent du sang les toxines qui donnent la migraine.

Pour se procurer ce remède rationnel contre la constipation, il suffit d'adresser un bon de poste de *deux francs* à Monsieur le Directeur de l'Édition Française, 4, rue Antoine-Dubois, 4, Paris.

USAGE ET MODE D'EMPLOI

Le mieux est d'en prendre deux le matin en se levant et deux le soir en se couchant pour commencer, puis deux à 4 heures (ce qui ferait six en tout), si quatre ne suffisaient pas.

Poudres Dentifrices VAN DENN

SAVON « _VAN DENN_ » AU MENTHOL

Chercher à mélanger l'utile et l'agréable pour le Savon, c'est ne rien faire de bon ; il faut sacrifier toute considération de parfum à l'antisepsie vraie, rigoureuse, absolue.

Voici pourquoi j'ai créé le savon au Menthol qui empêche toute contagion et revivifie les tissus au lieu de hâter leur mort, comme le font les parfums du commerce.

Etant donné que la qualité chimique du savon importe seule, j'affirme que tous sont nuisibles à la beauté du visage et de la main, parce que tous contiennent un excès de soude.

Or, par un procédé à moi, par le dissolvant du Menthol, j'ai paré à cet excès d'alcalinité.

Au surplus, le Menthol sent bon, son odeur est franche et saine.

D^r VAN DENN

Prix de la boîte de 3 Savons . . . . 5 fr.
Prix du Pain . . . . 1 fr. 75

Envoi franco contre un mandat à M. le Directeur du journal « L'Edition Française » 4, rue Antoine-Dubois et Place de l'École-de-Médecine, Paris.

Menthol Van Denn, **Elixir dentifrice antiseptique**

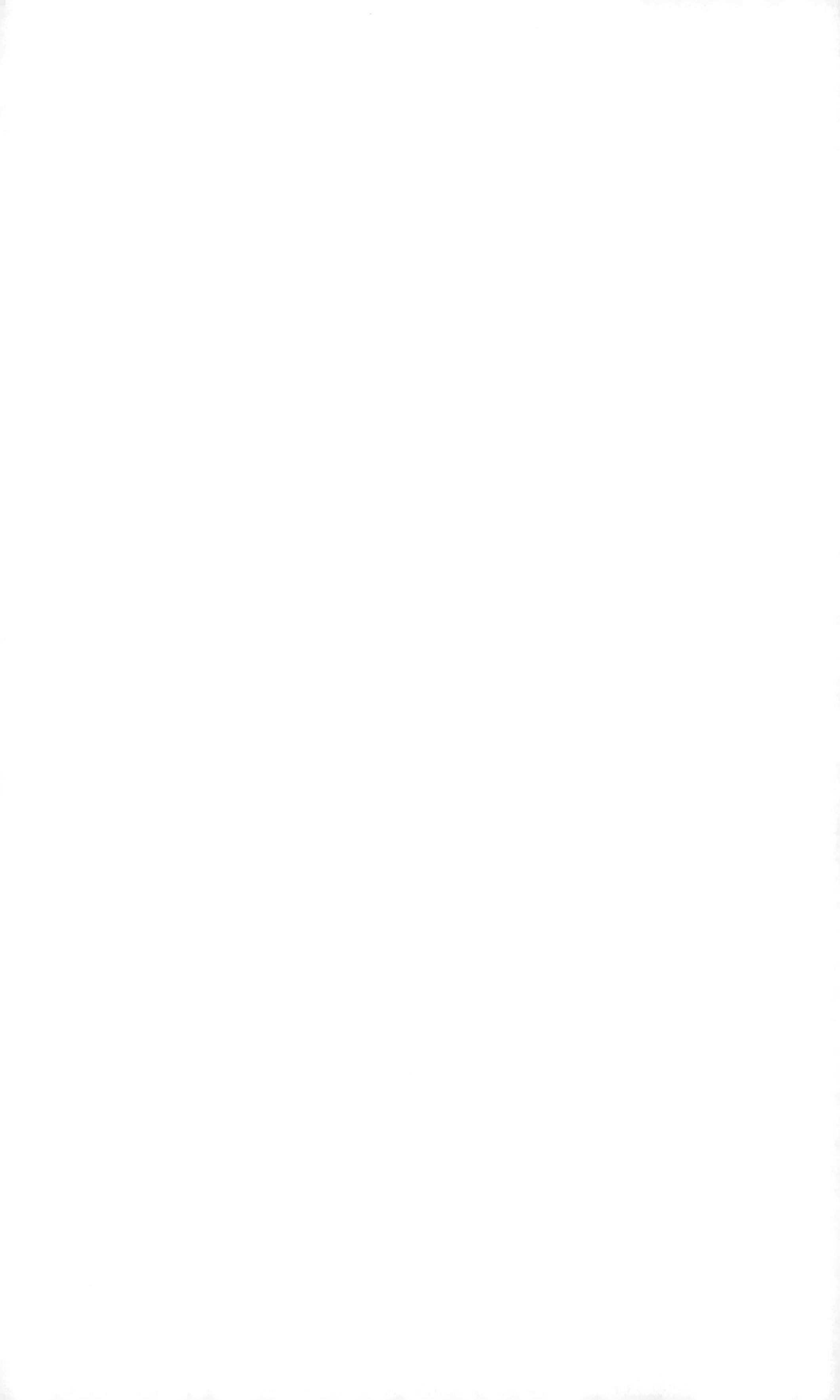